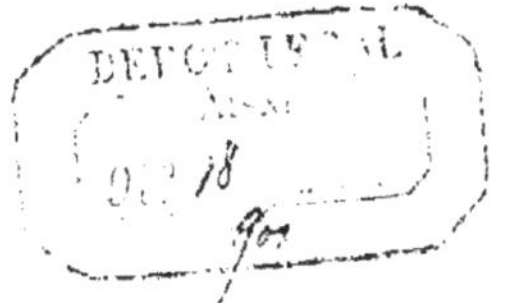

PRINCIPES FONDAMENTAUX

DE

Déontologie Médicale

D'après le Professeur GRASSET

SAINT-QUENTIN

'RIE LAGNIER-ROZE, 21, RUE DU PALAIS-DE-JUSTICE, 21

1901

PRINCIPES FONDAMENTAUX

DE

DÉONTOLOGIE MÉDICALE

SAINT-QUENTIN. — IMPRIMERIE LAGNIER-ROZE

PRINCIPES FONDAMENTAUX

DE

Déontologie Médicale

D'après le Professeur GRASSET

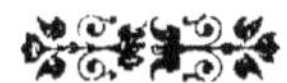

SAINT-QUENTIN

—

IMPRIMERIE LAGNIER-ROZE, 21, RUE DU PALAIS-DE-JUSTICE, 21

—

1901

PRÉFACE

Parmi les Congrès médicaux tenus pendant l'Exposition, un des plus utiles a été le premier Congrès international de Médecine professionnelle et de déontologie médicale, tenu à Paris du 23 au 28 juillet 1900 et qui a décidé, entre autres choses, la rédaction d'un code de déontologie médicale.

La publication de ce code s'impose. L'ignorance de la déontologie (et sa conséquence naturelle, le défaut de confraternité) est une des causes de la crise médicale actuelle, en ce qu'elle discrédite les médecins et déprécie la profession médicale.

Il faudrait qu'aucun confrère ne puisse, le cas échéant, arguer de son ignorance de la déontologie.

Or, actuellement, cette déontologie n'est formulée nulle part. *Elle attend son code*, qui n'est ni dans la loi civile ni même dans la loi morale usuelle.

Et cependant s'il y a des points de déontologie sur lesquels tout le monde est d'accord, et que par suite il est inutile de discuter et de fixer, il y a aussi un certain nombre de points litigieux, sur lesquels il serait au contraire nécessaire d'établir une règle générale, acceptée de tous.

...... Par exemple : la question de savoir où commencent et où finissent la réclame, la médecine au rabais, la déloyauté dans la concurrence, — la question des conditions dans lesquelles un client peut changer de médecin au cours d'une maladie, — la question des médecins ambulants, — la question de savoir si on doit accepter tous les médecins comme consultants, etc., etc... »

Il y aurait donc lieu de rédiger un *Code de déontologie médicale.*

Pour que ce code ait toute l'autorité désirable, il faut qu'il n'émane ni d'un individu, ni d'une localité ou d'une région, ni d'une corporation ou association quelconque : il faut qu'il émane de la *profession médicale tout entière.*

De plus, il faut un pouvoir, une juridiction, une autorité (purement morale, mais acceptée de tous), chargée d'interpréter le code et de l'appliquer seulement dans les cas difficiles.

Le docteur Grasset propose donc la création d'un *Conseil supérieur de la médecine professionnelle,* qui, grâce à la largeur de sa base de recrutement, représenterait bien la profession entière.

On pourrait le constituer auprès d'un ministère. Mais ses membres, *tous élus,* et à fonctions gratuites, désignés par les Facultés et Ecoles de médecine, les Académies et Sociétés médicales, Scientifiques de Paris et de la province, les Syndicats médicaux, les Associations médicales de prévoyance, d'assistance ou de Secours mutuels, la presse médicale....

Ce Conseil n'aurait du reste à s'occuper que des questions de déontologie *entre médecins,* et nullement des questions entre médecins et collectivités ou individualités extra-médicales.

Dans son domaine, le Conseil n'aurait pas à connaître des cas particuliers qui resteraient du ressort des Sociétés et Associations locales déjà existantes. Mais il interviendrait en appel toutes les fois que les Sociétés locales ou les confrères le saisiraient d'une question de principe à préciser à propos d'un fait particulier.

Le premier Conseil élu aurait, de plus, pour mission de rédiger un code déontologique essentiellement révisable, mais qui aurait force de loi morale.

En tête de ce code, on pourrait inscrire, comme épigraphe, le mot de Marc-Aurèle : *Ce qui n'est pas utile à l'essaim n'est pas utile à l'abeille*. Et chaque jeune docteur en recevrait un exemplaire, le jour de la soutenance de sa thèse, des mains de son président, »

En attendant la publication de ce bréviaire du médecin, l'Association des médecins de l'arrondissement de Saint-Quentin, dans sa séance d'octobre 1900, nous a chargé en notre qualité de Secrétaire-Général, de résumer, à l'usage de ses membres, les conclusions du remarquable rapport que M. le Professeur Grasset a consacré à la question de notre amélioration morale.

Nous publions donc le résumé de ces principes fondamentaux de la *Déontologie médicale*.

Tous les liront avec fruit car le savant Professeur de Montpellier est certainement un des hommes les plus autorisés, pour rappeler à ses confrères que s'ils ont des droits à faire respecter, ils ont aussi des devoirs à remplir.

I.

Principes qui doivent présider aux rapports mutuels entre Médecins.

La médecine et les médecins ne seront honorés et estimés à leur valeur, que si les médecins eux-mêmes donnent l'exemple de la considération réciproque et suivent scrupuleusement dans leurs rapports mutuels les règles de haute convenance, que la coutume, à défaut de la loi impose à la conscience de chacun.

*
* *

A son arrivée dans la localité où il vient de s'établir, le nouveau venu devra visiter tous les confrères de la région, leur offrir un exemplaire de sa thèse en leur exprimant l'assurance de ses bons sentiments.

.... Le Médecin au début de sa carrière, se rappellera qu'il ne doit pas se proposer comme but unique le succès immédiat et coûte que coûte, *per fas et nefas*; il ne doit pas être « arriviste » dans le mauvais sens de ce mot moderne.

Il est impossible de le nier, le niveau moral s'abaisse chez nous et, à ce point de vue, les nouvelles générations ne valent pas leurs aînées. Le *struggle for life* y sévit avec une intensité inconnue jusqu'à ce jour et les jeunes arrivent avec le besoin de gagner vite et beaucoup.

Certes le médecin doit voir dans son diplôme le moyen de gagner honorablement sa vie et celle de sa famille. Mais il ne doit pas chercher, avec une impatience agitée qui exclut le discernement dans le choix des moyens, à se faire immédiatement au soleil une large place, qui corresponde d'emblée à ses légitimes ambitions d'avenir.

Il ne doit pas surtout voir dans tous les confrères déjà arrivés des ennemis à déloger et à supplanter. Il faut lutter pour la vie, mais à armes courtoises, en ne voyant d'ennemi que dans la maladie à abattre. Il ne faut pas qu'on puisse dire : *medicus medico lupus*. Il faut voir dans les confrères des émules, des guides, des exemples, en tous cas des personnes qui ont déjà acquis et mérité l'honorabilité et l'estime que le jeune médecin espère conquérir à son tour, grâce au même diplôme.

* * *

Les médecins doivent se considérer comme les membres d'une même famille. Leur conduite à l'égard les uns des autres devra être réglée en conséquence. C'est l'intérêt du jeune médecin de ne pas diminuer, mais d'accroître la considération dont est entouré le corps médical.

S'il considère ses confrères comme de simples gêneurs à faire disparaître le plus rapidement possible et par tous les moyens, comment veut-il être traité lui-même par les confrères qui viendront ensuite et par le public tout entier ?

Le succès acquis par ses procédés sans vergogne n'est en général, ni durable ni croissant.

Le médecin ne doit pas croire qu'il réussira d'autant plus vite et d'autant mieux qu'il discréditera davantage ses confrères. Il n'a aucun intérêt à porter préjudice à ses collègues et en tous cas il ne doit pas le faire.

Ce principe en apparence banal est gros de conséquences.

Une des premières déductions à tirer de ce principe est que *le médecin ne doit jamais dire du mal de ses confrères.*

Il va sans dire qu'on n'est pas obligé de dire du bien si l'on pense du mal. Mais on ne doit pas dire du mal, même quand on le pense : pas plus le chuchoter ni l'insinuer que le proclamer.

« Les médecins honorent leur profession en s'estimant réciproquement, en observant les uns vis-à-vis des autres les égards les plus confraternels et en se protégeant mutuellement en toute occasion. Rabaisser le mérite de ses confrères, les dénigrer ou dévoiler leurs fautes, c'est tout à la fois violer les lois de la morale, ternir la profession, fournir gratuitement un nouvel aliment à la malice publique, se déprécier soi-même aux yeux des personnes bien pensantes et s'exposer, à son tour, à une critique impitoyable et légitime . . . . »

* * *

.... « Vous devez à vos confrères, à leurs femmes et à leurs enfants tous les soins médicaux qu'ils vous feront l'honneur de vous demander. C'est le premier des devoirs de confraternité.... Entre médecins il n'est ni dans les convenances ni dans les mœurs de s'envoyer des notes d'honoraires : des remerciements affectueux suffisent comme expression de la reconnaissance. »

* * *

.... « Lorsqu'un sociétaire supposera qu'il peut avoir à se plaindre d'un de ses confrères à l'occasion de certains commérages parvenus à ses oreilles, son devoir sera de n'accueillir ces commérages que sous bénéfice d'inventaire et d'avoir avec le confrère une explication franche et loyale. Cette manière de procéder aura le plus souvent pour résultat certain de dissiper bien des malentendus et d'étouffer à leur origine beaucoup de haines et de jalousies qui n'ont la plupart du temps aucune espèce de fondement. »

* * *

.... Nous avons le devoir de respecter la dignité professionnelle, non seulement chez nos confrères, mais en nous mêmes : c'est un de nos devoirs vis-à-vis des autres médecins. De là la condamnation de tout ce qui ressemble à de la *réclame* ou peut faire soupçonner la *vénalité*. La dignité professionnelle interdit au médecin toute annonce de traitement particulier ou de remèdes secrets, toute convention avec qui que ce soit pour la vente ou la propagation de ces remèdes ; de même, elle lui interdit toute réclame, toute intrigue, toute cabale pour attirer les malades vers lui.

Il est au-dessous de la dignité de la profession de faire de la réclame dans les journaux.

On ne peut pas toutefois appeler réclames des publications scientifiques dans des journaux, même extra-médicaux. On ne peut pas empêcher un médecin de mettre sur sa carte de visite ou même sur sa porte des titres qu'il a honnêtement conquis. Un médecin ne peut pas non plus être rendu responsable des articles que des amis plus ou moins maladroits feront passer sur lui dans une feuille publique. On ne peut pas empêcher ses amis politiques ou religieux, de payer les honoraires qu'ils doivent en éloges et en recommandations dithyrambiques. On ne peut pas empêcher les reporters d'imprimer que vous soignez tel ou tel grand personnage.

La seule règle d'interdiction doit reposer sur la preuve que la réclame a été payée. Et encore faut-il en avoir la preuve car les apparences peuvent tromper.

ARTICLE PREMIER. — *Médecins traitants.*

1. Nul ne doit entrer comme médecin dans une maison, sans s'être préalablement assuré qu'il n'y a pas déjà de médecin traitant.

Les seules exceptions ou restrictions à ce principe sont indiquées dans les trois paragraphes (2, 3 et 4) qui suivent.

2. En cas d'urgence absolue, si on se trouve plus près du malade que le médecin ordinaire, ou en cas d'urgence simple, si le médecin ordinaire est absent ou empêché, on doit aller

visiter le malade qui appelle et faire telles prescriptions que l'on croira convenables.

Mais on ne doit faire que cette seule visite d'urgence ; on ne doit pas revenir dans la maison, même pour prendre des nouvelles du malade (sans faire de prescription), si on y est pas formellement invité par le médecin traitant.

On recommandera à la famille de communiquer au médecin traitant la visite d'urgence qui a été faite et les prescriptions qui ont été laissées.

Si on soupçonnait que cette visite peut être dissimulée ou dénaturée auprès du médecin ordinaire, on ferait bien de le prévenir soi-même, de vive voix ou par écrit.

Sans que ce soit un devoir strict pour lui, le médecin traitant fera bien de convoquer à une très prochaine visite commune le confrère qui a bien voulu faire la visite d'urgence.

Le médecin traitant devra veiller à ce que les honoraires de son confrère soient réglés avant les siens ou tout au moins au même moment.

3. Lorsque le médecin ordinaire est malade, on peut aller voir le client qui vous appelle et continuer à le soigner pendant la durée de la maladie du confrère.

Sans que ce soit un devoir strict, il est bien de prévenir le confrère malade et même, si son état de santé le permet et si la maladie du client est importante, d'aller de temps en temps l'entretenir du cas, afin qu'il puisse conserver la pensée ou l'illusion d'une certaine intervention dans le traitement.

Dès que le médecin ordinaire a recouvré la santé, il faut lui remettre, dans une visite commune, le client soigné en son absence.

A moins de conventions contraires, les honoraires devront, en général, être intégralement payés au médecin ordinaire malade que l'on a remplacé. Ceci n'est pas cependant un devoir strict.

Lorsque le médecin est absent pour un certain temps, on peut voir et suivre ses malades, à condition de les lui remettre, dans une visite commune, dès son retour.

4. Un client peut vouloir changer de médecin.

S'il s'agit d'une maladie non encore traitée ou traitée par un médecin mort ou traitée seulement hors de la ville que l'on habite, il n'y a aucune difficulté et on se rend à l'appel du malade.

S'il s'agit d'une maladie en cours de traitement, sous la direction d'un confrère, il faut avant de faire aucun acte médical, exiger que la volonté formelle de changer de médecin ait été exprimée positivement au médecin traitant (qui cesse par suite absolument ses visites).

Dans un certain nombre de cas, on pourra avant de prendre la direction du traitement, exiger que les honoraires du précédent médecin traitant aient été réglés.

Toutes les fois qu'on soupçonnera la famille de vouloir dissimuler ou fausser la situation, on devra prévenir soi-même le médecin précédent de vive voix ou par écrit.

5. Dans tous les cas prévus dans les trois paragraphes précédents, on prescrira suivant sa conscience, mais on s'abstiendra toujours de toute critique, ouverte ou détournée, de la conduite du médecin que l'on remplace ou à qui l'on succède.

Les familles dissimulant ou faussant souvent la vérité, par ignorance ou par mauvaise foi, il est important de ne jamais accuser un confrère d'avoir contrevenu a notre principe 1, sans s'être assuré par soi-même qu'il a été réellement prévenu des circonstances qui rendent son attitude incorrecte.

ARTICLE II. — *Médecins consultants.*

6. Quand une consultation est demandée, soit par le médecin soit par la famille, le médecin traitant peut proposer un consultant ; mais, si la famille en désire un autre, le médecin ordinaire doit l'accepter, quelle que soit son apparente infériorité comme âge, grade ou situation, pourvu que son honorabilité, personnelle ou professionnelle, soit indiscutable.

7. On peut accepter une consultation avec un médecin homéopathe, à la condition absolue que la discussion portera exclusivement sur le diagnostic et que la conclusion thérapeutique de la conférence sera, sans discussion doctrinale, formulée suivant les régles et les doses de la thérapeutique classique.

Dans aucun cas, on ne doit accepter une consultation, plus ou moins dissimulée, avec une personne qui exerce illégalement la médecine.

8. Pendant son examen clinique et après cet examen, en présence du malade et de sa famille, le médecin consultant ne doit rien dire, ouvertement ou à mots couverts, qui puisse laisser deviner son diagnostic, surtout s'il y a eu divergence d'opinion avec le médecin traitant.

Il ne doit non plus rien indiquer du traitement qu'il veut instituer avant d'avoir été conférer avec son confrère.

9. La conférence entre le consultant et le traitant doit toujours être secrète.

Les résultats en seront communiqués à la famille, au nom des deux médecins.

S'il y a une consultation écrite, les deux médecins la signeront.

10. S'il y a une divergence d'opinion entre les deux confrères, le consultant fera la prescription que lui dicte sa conscience, sans faire de concession à la camaraderie ou à tout autre sentiment, de même qu'il aura le facile courage de se retirer sans rien ordonner de nouveau s'il partage absolument l'avis du traitant.

En tout cas, une fois revenu en présence de la famille, il ne proclamera pas la divergence d'opinion, si elle existe, et la nouveauté du traitement prescrit.

Il présentera les prescriptions faites comme le corolaire et la suite des prescriptions précédentes, ou comme la réponse à des indications nouvelles qui n'existaient pas les jours précédents.

Si cependant il y a une divergence d'opinion profonde et persistante et que le médecin traitant en exprime formellement le désir, le consultant doit, avec beaucoup de ménagement et de courtoisie, révéler à la famille, (en dehors du malade) la divergence d'opinion et demander l'appel d'un nouveau consultant.

Si le second consultant est de l'avis du premier, le traitant doit se retirer ou accepter la manière de voir des consultants.

Si, au contraire, le second consultant est de l'avis du traitant, il va de soi que le premier consultant n'a qu'à s'incliner.

11. Le consultant ne doit pas revenir dans la maison en l'absence du traitant, même pour prendre des nouvelles du malade, à moins que le médecin ordinaire ne l'y ait formellement invité ou autorisé.

12. Dans aucun cas, un médecin ne peut devenir traitant dans une maison où il a été appelé comme consultant (à moins que le traitant ne soit mort.)

Le client peut changer de médecin et alors le consultant peut continuer à venir en consultation avec le nouveau médecin ordinaire.

13. Si le médecin traitant ne se rend pas à une consultation décidée, soit qu'il n'ait pas été prévenu par la famille, soit qu'il ait eu des impossiblités personnelles, le médecin consultant doit se retirer sans examiner le malade, toutes les fois que la consultation a lieu dans la ville où réside le consultant.

Si le consultant a été appelé hors de sa résidence, il peut examiner le malade sans son confrère ; mais il ne dit en rien sa manière de voir, ne formule rien et écrit au médecin traitant pour lui communiquer son diagnostic et les prescriptions qu'il propose.

ARTICLE III. — *Consultations dans le Cabinet.*

14. Le Cabinet est un terrain neutre, sur lequel on peut donner une consultation à tous les malades qui la demandent, quel que soit leur médecin traitant.

15. Cependant dans l'intérêt même du malade et par convenance pour les confrères, il faut, en général, recommander aux malades de ne jamais venir consulter dans le Cabinet sans avoir prévenu le médecin ordinaire.

A cause de cela le médecin consulté dans son Cabinet doit toujours commencer par demander au client qui est son médecin, s'il n'a pas de lettre à lui remettre et avertir ce client qu'il devra remettre la nouvelle consultation à son médecin ordinaire et n'en rien exécuter sans l'assentiment préalable de ce médecin traitant.

Si le client résiste, il faut lui représenter énergiquement que rien n'est plus préjudiciable à un malade et rien n'est plus antimédical que de consulter plusieurs médecins, en dehors les uns des autres, pour choisir ensuite la consultation qui plait le plus.

Le médecin traitant doit toujours centraliser les diverses consultations que le malade juge à propos d'aller demander de divers côtés.

16. Averti de l'intention de son client d'aller trouver un confrère dans son Cabinet, le médecin traitant doit lui remettre une lettre détaillée ou quelques mots d'introduction sur sa carte, suivant l'importance et la nature du cas.

17. Le consultant rédige, après examen, une consultation écrite.

Si la nature du cas ou les circonstances le permettent, il mettra, au haut de la consultation, son diagnostic détaillé (sans phrases, en une ou deux lignes qui signalent vraiment les points les plus importants).

Dans bien des cas au contraire (qu'il est superflu de préciser), le consultant ne remet au malade que ses prescriptions détaillées et il écrit directement au médecin traitant son diagnostic, son pronostic, en y ajoutant telles considérations qu'il juge à propos.

Pour marquer au client qu'on juge l'intervention du médecin traitant indispensable et qu'on ne veut en rien se substituer à lui, on fera bien d'inscrire en toutes lettres, au bas, que cette consultation doit être remise et soumise au médecin ordinaire.

18. Le médecin ordinaire, au reçu de la consultation, la met à exécution et en surveille l'application.

Si cependant elle heurtait complètement sa manière de voir, il peut surseoir à l'exécution sous un prétexte quelconque et entrer en correspondance directe avec le médecin consultant.

En tout cas, le médecin traitant garde le droit de modifier les doses ou la nature des médicaments prescrits, suivant les indications de chaque jour.

19. les principes 6 et 7 énoncés ci-dessus s'appliquent aussi bien aux consultants dans le Cabinet qu'aux consultants à domicile.

Article IV. — *Médecins d'eaux et spécialistes.*

20. Quand un médecin a prescrit une saison d'eaux minérales à un malade, il a le droit strict de lui tracer en détail le traitement qu'il aura à y suivre.

Mais dans la presque totalité des cas, il ne doit pas agir ainsi. Il doit adresser son malade à un des médecins de la station.

21. Il remet alors pour ce médecin d'eaux une lettre, plus ou moins détaillée suivant le cas, dans laquelle il donne, avec son diagnostic, les motifs qui ont déterminé le choix de cette station.

Il y ajoute les particularités qu'il croit utiles à l'organisation du traitement et, tout en laissant le médecin de la station maître de la direction quotidienne, il peut même ajouter (de confrère à confrère) quelques indications sur la manière dont il comprendrait le traitement.

22. Le médecin d'eaux institue et dirige le traitement pendant le séjour du malade dans la station.

Il est, pendant tout ce temps, entièrement substitué au médecin ordinaire, dont il a tous les droits et tous les devoirs.

23. Au départ du malade, le médecin d'eaux doit lui remettre pour le médecin ordinaire, une lettre dans laquelle il résume le

traitement suivi dans la station, les incidents survenus pendant le séjour et ses propres vues sur le cas.

Il peut, s'il le juge à propos, ajouter quelques conseils pour le traitement ultérieur du client.

Mais ces conseils sur le traitement ultérieur ne peuvent être que dans une lettre au médecin ordinaire.

Le médecin d'eaux doit s'abstenir) quoiqu'il ait le droit strict de faire le contraire) de donner directement au malade (et pour lui) une consultation écrite pour les mois qui suivent la cure, consultation dans laquelle le médecin d'eaux aurait l'air de se substituer au médecin ordinaire ou de vouloir le faire mettre de côté.

J'engage aussi les médecins d'eaux (quoique là encore *ils* aient le droit absolu de faire le contraire) à ne faire pendant la saison d'eaux à leurs clients (et clientes) que les opérations chirurgicales d'urgence absolue, réservant aux médecins ordinaires les interventions (même gynécologiques) qui ne sont pas absolument pressantes.

24. Pour l'hydrothérapie, quand il n'y a pas de médecin spécialement attaché à l'établissement, le médecin ordinaire doit fixer par le détail le traitement à suivre et sa technique.

Mais s'il y a un médecin spécial attaché à l'établissement dans lequel on envoie le malade, les devoirs réciproques du médecin traitant et du médecin hydropathe sont les mêmes que pour les médecins d'eaux (paragraphes 20, 21 et 22 ci-dessus).

25. Mêmes règles aussi pour les rapports avec les médecins électriciens.

26. Les spécialistes (oculistes, laryngologistes, etc.) doivent toujours demander à leur client de ne venir les trouver qu'avec l'autorisation, et si c'est possible avec une recommandation, de leur médecin ordinaire.

Le médecin traitant peut ne demander au spécialiste qu'un diagnostic et une consultation : le spécialiste fait tous les examens nécessaires, rédige la consultation et renvoie le malade à son médecin traitant.

D'autres fois le médecin ordinaire confie complètement son malade au spécialiste, non seulement pour diagnostiquer, mais pour traiter entièrement la maladie locale dont il est atteint.

Le spécialiste s'acquitte alors de cette tâche en tenant de temps en temps le médecin ordinaire au courant de ce qui se passe, en le conviant même parfois, s'il y a lieu à des visites communes.

Quand la maladie locale est finie, le spécialiste n'oublie pas que son rôle est fini et renvoie le malade au médecin ordinaire avec une lettre explicative ou après une visite commune.

27. Les devoirs seront les mêmes pour un chirurgien ou pour un accoucheur appelés par un confrère qui fait exclusivement de la médecine.

Conclusion générale.

28. Les médecins doivent donner à leurs clients et au public l'exemple de la considération et de l'indulgence réciproques.

Ils ne doivent jamais dire, insinuer ou même laisser supposer du mal les uns des autres.

Ils ont tout intérêt à se considérer entre eux jamais comme des ennemis et des rivaux, toujours comme des collaborateurs et de vrais confrères.

Ils obtiendront facilement ce grand résultat en mettant la plus scrupuleuse honnêteté, ou plus simplement une inaltérable sincérité et une indiscutable franchise dans tous leurs actes professionnels.

On peut toujours contester la valeur scientifique d'un médecin, on ne doit jamais pouvoir discuter sa haute valeur morale.

Nous devons toujours partir du principe que nous sommes tous absolument égaux sur ce terrain, par définition.

SAINT-QUENTIN — IMP. LAGNIER-ROZE

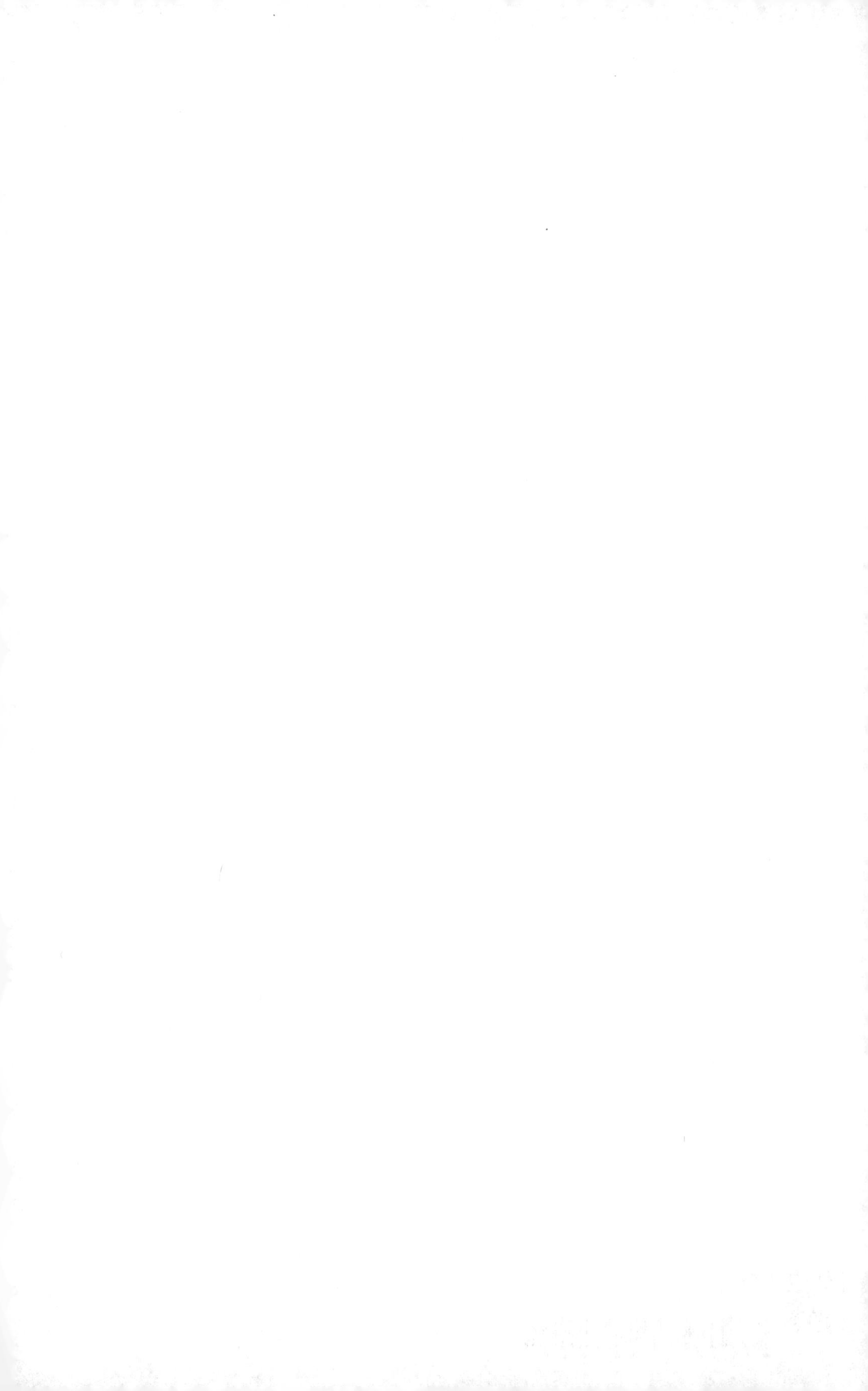

www.ingramcontent.com/pod-product-compliance
Lightning Source LLC
LaVergne TN
LVHW052029160826
845678LV00003B/1245

* 9 7 8 2 3 2 9 6 4 5 6 8 1 *